PRIX 0f.6

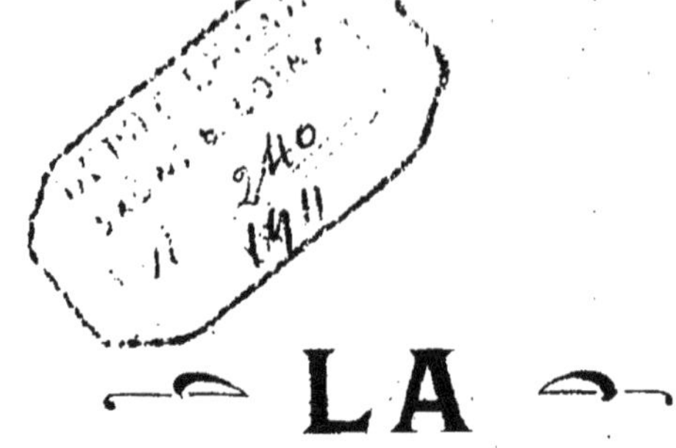

LA NEURASTHÉNIE

Ses causes
Ses symptômes
Son traitement

Par

J. BOURGUIGNON

Ancien Interne de la Salpetrière

PARIS 1911

LA

NEURASTHÉNIE

Ses causes

Ses Symptômes

Son Traitement

PAR

J. BOURGUIGNON

Ancien interne de la Salpêtrière

PARIS, 1911

AVANT-PROPOS

La neurasthénie est aujourd'hui une question toute d'actualité; sa fréquence, à notre époque de vie intensive, a attiré depuis quelques années l'attention du corps médical, le grand public lui-même s'y est intéressé; nous résumons pour lui, dans les lignes qui suivent, l'état actuel de la question; nous espérons que cette brochure, en vulgarisant l'étude de cette névrose, fera œuvre utile pour le neurasthénique et pour ceux qui sont appelés à vivre dans son entourage.

AVANT-PROPOS DE LA 4e ÉDITION

Le bienveillant accueil fait aux éditions précédentes nous a encouragé à conserver à cette brochure sa forme concise; cette 4e édition ne diffère pas sensiblement de celle qui vient de s'épuiser, les nombreux travaux publiés sur ce sujet n'ont apporté aucune modification notable aux connaissances acquises; nous avons cru cependant devoir attirer l'attention sur la *rééducation de la volonté du neurasthénique par la suggestion et l'auto-suggestion;* cette méthode complémentaire du traitement habituel, un peu plus employée aujourd'hui, a paru donner de bons résultats entre les mains de praticiens distingués [1].

Paris 1911.

---

1. Consulter à ce sujet le très intéressant ouvrage : *l'Éducation rationnelle de la volonté*, par le Dr Paul-Émile Lévy.

LA NEURASTHÉNIE

Ses causes. — Ses symptômes. — Son traitement.

Historique. — Le mot « neurasthénie » a été créé par Béard, de New-York, vers 1869, mais si Béard reste le promoteur de la neurasthénie, si le premier, il en a fourni sous ce nom une description méthodique, il n'inventa pas la chose, l'état nerveux qui s'y rapporte est beaucoup plus ancien ; les symptômes décrits dans des affections à dénominations diverses par Sydenham, Junker, Whytt, Daugens, Monneret, Sandras et Bourguignon, Bouchut, Brachet, etc., ne sont autres que ceux de la neurasthénie de Béard ; postérieurement à lui, l'étude de la neurasthénie a été approfondie et mise au point par Axenfeld, Huchard, Charcot, Gilles de la Tourette, Raymond, Gilbert Ballet, etc., en France.

Définition. — Nous n'envisageons ici que la neurasthénie vraie, classique, la maladie du jour essentiellement liée à un épuisement nerveux accidentel. L'extension abusive que quelques auteurs ont donnée au terme neurasthénie pour désigner certains états d'épuisement nerveux constitutionnels ou héréditaires, mieux dénommés psychasthénie, peut prêter à une confusion regrettable ; dans la psychasthénie, les symptômes apparaissent le plus souvent, sans cause appréciable immédiate et ne disparaissent jamais complètement, l'épuisement nerveux est le résultat d'un système nerveux congénitalement débile et mal constitué pour un fonctionnement normal ; tout autre est le pronostic de la neurasthénie vraie, dans laquelle la tare nerveuse constitutionnelle, si elle existe, est toujours peu grave et incapable de faire éclore les symptômes caractéristiques de l'épuisement nerveux, sans une cause accidentelle toujours facile à caractériser ; de plus, et cela a une importance capitale, le neurasthénique vrai redevient normal après sa guérison.

Qu'est-ce que la neurasthénie ?

Un épuisement du système nerveux ou asthénie nerveuse ; la neurasthénie est caractérisée par la diminution, la défaillance, la faiblesse de la volonté et de l'énergie. Chez le neurasthénique tout le système nerveux est en état d'infériorité fonctionnelle. Le neurasthénique est un épuisé au moral comme au physique, incapable d'un effort intellectuel, qui a voulu trop aller de l'avant et dépasser sa mesure, mais ses facultés, toutes affaissées qu'elles soient, ne le sont que momentanément.

Ses causes.

Tout ce qui tend à déprimer l'activité nerveuse en général, tel que le surmenage physique, intellectuel, moral, est susceptible de la faire naître.

Surmenage physique. — Le surmenage physique comprend les fatigues de toutes sortes : professionnelles, génésiques, etc., les veilles (noceurs, fêtards), les grossesses ; les maladies telles que l'avarie et surtout les maladies toxi-infectieuses comme la grippe, la fièvre typhoïde, le diabète et surtout l'arthritisme, auto-intoxication très fréquente chez les neurasthéniques créent également, par le trouble profond imprimé à l'organisme, un terrain favorable à l'épuisement nerveux.

Surmenage intellectuel. — Les excès du travail intellectuel sont une des causes les plus efficaces de-l'épuisement nerveux ; il survient chez ceux qui ont eu à fournir une trop grande somme de travail cérébral, tout en ayant à compter avec les soucis de la vie journalière, qui abusent de leurs ressources intellectuelles dans la lutte pour la conquête d'une situation, surtout si la préoccupation sur le succès final y tient une trop grande place (ingénieurs, industriels, médecins, artistes, littérateurs, candidats aux examens et concours, etc. [1]).

Surmenage moral. — Les deuils, les chagrins, les amours contrariées, les déboires conjugaux, les remords, les revers de fortune, les pertes de situation, les soucis occasionnés par les maladies chroniques (surtout les maladies des voies digestives), un choc moral, une frayeur, toute situation difficile est un facteur important de neurasthénie par la constance des idées fixes qui constitue une véritable obsession.

Le surmenage physique et intellectuel est une des conséquences de la vie socïale de notre époque ; la neurasthénie est connue dans tous les pays civilisés à activité intensive et existence démesurément remplie, la vie commune avec un neurasthénique engendre facilement cette névrose. La neurasthénie s'observe dans toutes les classes de la société, elle sévit surtout chez ceux qui travaillent plus de l'esprit que du corps, elle est plus fréquente chez l'homme qui porte, plus souvent que la femme, le fardeau des préoccupations, elle sévit de 20 à 50 ans et surtout de 35 à 50 ; l'épuisement nerveux du neurasthénique peut se trouver préparé par des conditions héréditaires, ou un état arthritique ; l'épuisement nerveux n'apparaît pas toujours au moment où les crises de fatigue sont le plus évidentes ; c'est souvent après l'acquisition d'une situation durement achetée par le travail, que se développent les premiers symptômes, alors que l'activité nécessaire à l'effort peut se relâcher. La durée d'un état neurasthénique simple est en rappport avec la cause qui lui a donné naissance et l'ancienneté de son évolution [2].

1. Dr A. Riche, *Les états neurasthéniques*. J.-B. Baillière et fils. éditeurs.

2. Dr A. Riche, *loco citato*.

Ses symptômes.

Les symptômes de la neurasthénie sont des plus variés, nous signalerons ici les plus fréquents, les plus typiques, ceux que Charcot dénomme des Stigmates et dont la présence caractérise nettement la neurasthénie ; on peut les diviser en symptômes physiques et symptômes moraux.

Symptômes physiques. — La céphalée fait rarement défaut chez les neurasthéniques, ils ont l'impression d'une coiffure trop lourde et trop serrée ; la douleur apparaît le matin au lever, s'atténue pendant les repas pour reparaître pendant la digestion. Ils ressentent dans la région lombaire une douleur qui s'étend jusqu'à la partie supérieure des membres inférieurs ; un besoin impérieux de dormir se produit après le repas du soir, mais ce sommeil ne dure que quelques heures et une période d'insomnie fatigante lui fait suite, ils s'agitent, se retournent dans leur lit, ils éprouvent des sensations de piqûres, de démangeaisons pénibles, ils ont des engourdissements, des élancements douloureux et des secousses dans les membres inférieurs qui les préoccupent fort, ils se lèvent fréquemment pour uriner, le sommeil fait presque complètement défaut, il n'est pas réparateur, le neurasthénique est plus fatigué au réveil que s'il ne s'était pas couché.

Le neurasthénique a le faciès terreux, les traits tirés, il est constamment fatigué, courbaturé, c'est un éreinté qui éprouve une sensation de vague lassitude s'exagérant à propos de rien ; il est sujet aux troubles visuels et auditifs, il a souvent du tremblement, il présente parfois tous les symptômes de l'angine de poitrine ; le neurasthénique est sujet au vertige qui apparaît surtout le matin et au moment des sensations de faim ; comme la plupart des autres symptômes il se calme habituellement par l'alimentation ; ce vertige consiste dans une sensation de vide cérébral et de faiblesse dans les jambes qui tendent à se dérober sous le poids du corps, il n'y a pas de trouble véritable de l'équilibre, le malade n'est pas renversé brusquement sur le sol ; quelques auteurs lui attribuent une origine gastrique ; en admettant que l'estomac coopère à cette manifestation, la cause primordiale en est uniquement dans l'atonie générale qui a créé les troubles digestifs et il disparaîtra avec l'amélioration de l'état nerveux général. Les troubles de l'estomac et de l'intestin sont en effet fréquents chez le neurasthénique, ils l'affectent profondément surtout au début de la maladie ; ils sont caractérisés par la lenteur de la digestion ; le neurasthénique n'a pas d'appétit véritable, l'état de vacuité de l'estomac lui occasionne des tiraillements douloureux et une sensation de faiblesse très marquée qui le pousse d'autant plus à s'alimenter que l'expérience lui apprendra bien vite qu'une légère absorption d'aliments calmera ses douleurs. Après les repas le besoin de manger réapparaît vite, il y a chez lui nécessité de s'alimenter souvent pour réparer ses forces, mais pour peu que son repas soit substantiel il se sent envahi par une lourdeur qui le pousse à dormir, il est ballonné, il a de la dilatation, des fermentations secondaires, le travail digestif est fort lent ; il devra donc éviter les repas copieux ; les troubles de l'estomac ont leur répercussion sur le travail digestif qui se complète dans l'intestin, le neurasthénique a des tranchées, des gargouillements, de la flatulence, il a des alternatives de constipation opiniâtre et de diarrhée, souvent l'entérite mucomembraneuse vient compliquer la situation [1], il maigrit par suite de la mauvaise utilisation des aliments.

Habituellement, tous ces symptômes n'indiquent pas une affection organique vraie ; les organes qui paraissent atteints participent à la dépression, à l'asthénie générale et rien de plus.

1. Ces troubles de la digestion sont très rapidement modifiés par les comprimés Bourguignon n° 2 qui constituent dans ce cas un complément utile du traitement général.

Neurasthénie et arthritisme. — Fort souvent cependant le neurasthénique est un arthritique; quelques auteurs font de l'arthritisme une condition nécessaire au développement de la neurasthénie ; le regretté Dr Huchard a défini la neurasthénie une névrose-arthritique et le Dr Vigouroux ajoute : Tous les neurasthéniques sont des arthritiques ; le neurasthénique, il est vrai, tout comme l'arthritique, si on prend ce terme non dans le sens étroit de maladie à manifestations articulaires, mais dans un sens plus général, est un inférieur, un ralenti, un insuffisant de la nutrition à oxydation incomplète qui combure et assimile mal, s'encombre de matériaux toxiques; la modification de l'état de la nutrition générale, indispensable dans l'arthritisme, produit aussi les plus heureux effets chez le neurasthénique ; mais là s'arrête la similitude apparente des deux états qui se traduit dans les deux cas par une insuffisance organique ; tandis que dans la neurasthénie les différentes manifestations ont pour cause primordiale l'asthénie générale due à l'épuisement nerveux, cette cause fait défaut chez l'arthritique ; les manifestations de l'arthritisme ne sauraient rentrer dans le cadre de la neurasthénie dont elles ne présentent pas les symptômes fondamentaux, leur origine est différente ; l'arthritisme crée un état d'infériorité organique, au même titre que tout surmenage, qui prédispose à l'éclosion de la névrose, il sera un état surajouté, une complication, il ne saurait être confondu avec elle et en expliquer seul les symptômes. L'arthritisme a précédé la neurasthénie et le malade guéri de sa neurasthénie reste arthritique et devra compter longtemps avec sa diathèse constitutionnelle. Si, pour certains auteurs, *l'hérédité* neuro-arthritique peut créer de toutes pièces l'état neurasthénique, sans qu'aucune des causes de la névrose intervienne, cet état ne saurait être la neurasthénie vraie que nous envisageons seule ici, il rentre dans les états nerveux constitutionnels (psychasténie) dont nous avons parlé plus haut.

Symptômes moraux. — Les symptômes moraux occupent une place prédominante dans le diagnostic de la neurasthénie ; l'épuisement que l'on observe dans les fonctions organiques du neurasthénique se retrouve dans ses fonctions cérébrales ; un caractère distinctif de la plus haute importance qui différencie nettement la neurasthénie simple et vraie des affections graves avec lesquelles elle pourrait être confondue, telles que la mélancolie, la paralysie générale, le tabès et la psychasténie, c'est que, chez le neurasthénique, si quelques facultés sont atteintes, aucune n'est pervertie ni annihilée ; s'il veut faire un effort, il est capable, du moins pour quelque temps, de recouvrer sans lacunes la plénitude de ses fonctions intellectuelles ; autres signes caractéristiques différentiels : ses réflexes rotuliens sont conservés, parfois exagérés et dans tous les cas semblables des deux côtés ; l'inégalité pupillaire est aussi inconnue chez le neurasthénique ; il ne saurait être classé dans les dégénérés, il est un éreinté momentané qui, le plus souvent, retrouve son activité première. Suivant l'expression du regretté Gilles de la Tourette, le neurasthénique est un sujet qui, sous l'influence d'un travail exagéré, d'un surmenage physique, intellectuel ou moral « a vidé complètement sa pile » mais celle-ci peut être rechargée. Le neurasthénique accuse des troubles de la perception et de la mémoire, il est distrait, son attention est sujette à des défaillances, ce n'est qu'avec effort et fatigue qu'il peut fixer ses idées, il est hésitant, douteux, incapable de prendre une décision. L'activité cérébrale se trouve considérablement entravée plus encore que diminuée ; toute occupation intellectuelle devient un lourd fardeau. Ce relâchement de la volonté est un des signes les plus caractéristiques de la neurasthénie ; le passage de la conception à l'exécution ne peut, chez le neurasthénique, s'exécuter sans effort, et cet effort, il se sent dans la presque impossibilité de l'entreprendre. Un tel état d'esprit conduit non seulement à l'exclusion de toute initiative, mais encore à l'abandon presque forcé des occupations habituelles, surtout lorsque celles-ci sont d'ordre intellectuel ; les lettres traînent des mois sur le bureau du commerçant, la ménagère ne peut choisir quelque chose dans un magasin [1]. Le neurasthénique analyse nettement ses sensations ; le sentiment d'une déchéance de ses facultés et de son insuffisance d'énergie volontaire, dont il se rend très bien compte, puisque son raisonnement reste juste, lui crée des préoccupations qui en réalité sont légitimes et soutenables. Il est grave, le front inquiet, l'air sombre, l'hypocondrie avec tout son cortège de sensations aussi bizarres qu'exagérées et sans fondement trouve chez le neurasthénique le terrain idéal pour son développement. Il se croit atteint de maladies graves, perdu, ramolli, sur le point de voir sa raison disparaître, c'est parfois chez lui une véritable obsession, il se désespère. (Le suicide est exceptionnel dans la neurasthénie vraie qui nous occupe ici, par contre il n'est pas rare dans les états constitutionnels héréditaires). Cependant ses craintes sont vagues, incertaines, c'est une appréhension, non une conviction et cela est capital, il est accessible au raisonnement, il accepte, se plaît même à la discussion de ses idées, très heureux de trouver un confident pour lui exposer ses prétendus maux et si celui-ci est digne de la confiance qu'il lui témoigne, il convaincra le neurasthénique de l'inanité de ses appréhensions ; la tâche est parfois ardue, car les rechutes, au début surtout, sont fréquentes, le neurasthénique, se rendant un compte exact de son incapacité de prendre une décision ferme, se désespère à nouveau, s'exagère son état et augmente sa dépression ; la guérison sera d'autant plus rapide qu'il accordera sa confiance pleine et entière au raisonnement de son confident ; son irritabilité nerveuse a parfois des poussées qui amènent des accès d'emportement

1. Dr A. Riche, *loco citato*.

toujours de courte durée ; il a par contre des journées heureuses où son état moral se trouve rétabli et son cerveau récupère toute son activité. Dans les cas légers, les plus fréquents, ces troubles mentaux ne sont qu'à l'état d'ébauche, et le neurasthénique, secondé assez tôt par un traitement approprié, est capable de triompher des défaillances de sa volonté et par un coup de collier de surmonter sa lassitude [1] ; dans ce cas, il est averti, la neurasthénie le guette, il n'y échappera qu'en évitant le surmenage et la vie intensive ; il n'oubliera pas l'adage : « à chacun sa mesure ».

Traitement.

Le traitement curatif de la neurasthénie s'adressera : 1° à l'affaiblissement nerveux en général, 2° aux causes qui l'ont fait naître ; il comprendra les médicaments, le régime alimentaire et hygiénique et le régime moral.

Les médicaments. — La thérapeutique antineurasthénique a fait, depuis quelques années, un pas décisif, la connaissance parfaite que nous avons aujourd'hui de l'étiologie de cette névrose jointe à la découverte récente des composés organiques du phosphore et de l'arsenic qui représentent l'élément essentiel de la cellule nerveuse permettent aujourd'hui de juguler cette affection, ce qui était, sinon impossible, du moins très aléatoire il y a quelques années. Si le professeur Charcot a pu dire : « ne devient pas neurasthénique qui veut », on peut ajouter aujourd'hui : toutes les fois que la condition sociale permet un traitement intégral, seul celui qui le veut bien reste neurasthénique.

Contre la faiblesse nerveuse, la déchéance organique et l'état d'irritation qui s'en suit habituellement, l'*arsyneurone* [2] avec ses éléments phosphorés et arsenicaux organiques, c'est-à-dire, sous une forme identique à celle où

1. Dr A. Riche, *loco citato*.
2. Demander la notice spéciale.

ils se trouvent dans la cellule vivante est de l'avis unanime du corps médical, le remède classique, indiscuté et sûr.

L'*arsyneurone* devra être la base de tout traitement antineurasthénique, puisqu'il représente l'aliment normal de la cellule nerveuse ; il fournira à celle-ci le premier élément de sa rénovation, comme l'eau à la plante qui se dessèche ; cette régénération se traduira par un arrêt dans la dépression, dans l'asthénie nerveuse, suivi bientôt d'une amélioration sensible de l'état général ; l'appétit augmente, l'assimilation se fait mieux, l'amaigrissement cesse, on constate un réveil de la vitalité, une modification des troubles physiques et moraux ; le neurasthénique est alors dans les conditions les plus avantageuses pour retirer tous les fruits du Régime hygiénique, alimentaire et moral dont nous parlons plus loin et qui viendra compléter la guérison ; l'emploi de l'arsyneurone doit être continué plusieurs mois, avec les périodes d'interruptions indispensables ; une fois rétabli, à la moindre menace de dépression et même comme préventif pour maintenir son système nerveux en parfait état d'équilibre, le neurasthénique devra encore, de temps à autre, faire usage de l'arsyneurone, il ne saurait en retirer que des avantages [1].

L'arthritisme, comme nous l'avons vu plus haut, vient très souvent compliquer l'état du neurasthénique ; l'arthritisme, un des principaux agents de la déminéralisation phosphatée et du ralentissement de la nutrition, exerce une influence incontestable sur l'état général du neurasthénique et complique sa guérison. Il serait injuste, dans une affection comme la neurasthénie, de négliger par trop le terrain sur lequel elle évolue et de rapporter toujours exclusivement à la névrose l'état d'infériorité nutritive qui l'accompagne [2]. L'arthritisme devra donc être surveillé attentivement et l'avis du médecin sollicité à ce

1. Toutes les fois que cela sera possible, la méthode hypodermique devra être préférée pour l'emploi de l'arsyneurone.

2. Voir page 8.

sujet. La thérapeutique antiarthritique a été parfaitement mise au point depuis quelques années avec l'*Uralose* [1] ; l'action de l'uralose basée sur des données scientifiquement rigoureuses s'adresse non aux manifestations si variées de l'arthritisme, mais à leurs causes primordiales que l'étiologie de cette affection nous a fait connaître dans tous ses détails et dont les principales consistent dans une oxydation, une assimilation, un drainage incomplet, une accumulation de déchets qui encombrent l'organisme de matériaux toxiques. Le neurasthénique, très souvent neuro-arthritique, retirera les meilleurs effets du traitement à l'uralose, qui, dans aucun cas, ne saurait lui être nuisible.

Nous considérons l'usage du bromure de potassium à la dose de 2 grammes par jour comme indispensable pour réagir contre l'éréthisme nerveux du neurasthénique que tend encore à développer la médication arsénio-phosphorée qui s'impose. C'est le seul moyen d'utiliser entièrement l'action prolongée et bienfaisante de l'élément phosphoré que renferme l'arsyneurone.

Quant au traitement des symptômes physiques énumérés plus haut, le neurasthénique, vu leur diversité, devra s'en rapporter à son médecin habituel sans oublier que ces affections d'origine psychique et non organique, seront le plus souvent amendées par une modification de l'état nerveux en général, sans avoir recours à un traitement spécial et que leur importance doit passer au second plan.

Régime hygiénique et alimentaire. — L'hydrothérapie, douche froide en jet brisé, est un des meilleurs toniques pour les neurasthéniques, à la condition que la réaction puisse se produire et que le malade ne soit pas trop éréthique ; dans ce cas, commencer par quelques bains tièdes à 35°, avec 1 kilog. de sel marin, d'une demi-heure de durée, trois fois par semaine.

1. Demander la notice spéciale.

Si toute autre hydrothérapie est impossible, on emploiera chaque matin le simple tub qu'il est inutile de décrire en détail ; le tub sera suivi avec avantage d'une friction au gant de crin et à l'eau de Cologne qui facilitera la réaction. En cas d'éréthisme, comme avec la douche froide, prendre d'abord quelques bains tièdes salés. Un bain de mer chaud est préférable lorsque cela sera possible ; le séjour des neurasthéniques au bord de la mer, quelquefois nuisible, est loin d'être toujours utile, il devra être soumis à l'approbation du médecin ; dans tous les cas le neurasthénique devra loger loin de la plage, à l'abri du vent, et ne pas sortir le soir.

Le neurasthénique, épuisé physique et moral, devra, en dehors de l'arsyneurone, chercher dans l'alimentation les éléments nécessaires à son organisme. Il est bien rare que l'absorption d'aliments ne calme pas momentanément ses souffrances ; mais son régime devra être bien ordonné ; si le repas est trop copieux et peu digestif, le neurasthénique ne peut faire les frais de la digestion ; il devra donc manger souvent et peu à la fois, rechercher surtout la digestibilité et la valeur nutritive des aliments sans se charger l'estomac de liquides. Le Professeur Gilles de la Tourette [1] a magistralement tracé le régime alimentaire du neurasthénique, le voici *in extenso* :

« Le matin à huit heures, petit déjeuner composé d'un œuf à la coque, d'une croûte de pain bien cuit, d'une tasse de thé noir léger au lait à parties égales, d'une contenance de 125 à 150 grammes. On pourra alterner l'usage des œufs avec celui de la viande froide ou du jambon pris en quantité modérée.

Second déjeuner vers onze heures, pas plus tard. Ce repas pourra comprendre des viandes grillées, rôties ou braisées (250 grammes) ; du poisson ou des cervelles bouil-

1. Leçon de clinique médicale à l'Hôpital Hérold, par Gilles de la Tourette (*Semaine médicale*).

lies avec une sauce au beurre très légère ; des légumes secs en purée passée au tamis (80 à 100 grammes), qui nous semblent être, par ordre de digestibilité, les purées passées de haricots, lentilles et pois cassés, les pommes de terre étant un peu plus lourdes, mais ne devant pas être rejetées ; du fromage blanc frais ; des fruits cuits en compote, en particulier la marmelade de pommes passée ; 150 grammes de pain bien cuit et un verre à un verre et demi d'eau légèrement rougie, ou mieux encore d'eau pure, compléteront ce menu qui, parmi les substances alimentaires dont nous avons fait choix, ne devra pas comprendre plus d'un plat de viande ou de poisson, une purée de légumes, un fruit cuit en compote ou un fromage frais.

Les sujets dont les sécrétions stomacales auraient de la tendance à l'acidité se trouveront bien de ne pas trop saler leurs aliments et de prendre, diluée dans un quart de verre d'eau, seulement trente à quarante minutes après le repas, une demi-cuillerée à une cuillerée à café de bicarbonate de soude. D'une façon générale, on proscrira l'usage du café, qui ne pourrait trouver un emploi très modéré que si la tension artérielle était habituellement faible ; toutefois, il ne faut pas oublier que cette tension s'exalte facilement chez les neurasthéniques.

Cette exagération de la tension artérielle, l'un des principaux facteurs des bouffées de chaleur au visage qui suivent si souvent les repas, nous semble être souvent, au moins pour une part, sous la dépendance d'une absorption exagérée de liquides. De ce fait, cette absorption trop considérable nous paraît beaucoup plus nuisible qu'en ce qu'elle serait susceptible de produire ou d'exagérer une dilatation de l'estomac souvent problématique.

Autant que possible, le repas devra être suivi d'une promenade à pied d'une demi-heure à trois quarts d'heure de durée, qui évite ou diminue d'ordinaire les bouffées congestives. Si celle-ci ne pouvait avoir lieu, il conviendrait que le sujet s'étendît pendant le même laps de temps sur une chaise longue, le buste suffisamment relevé et incliné légèrement à droite pour éviter la stagnation des aliments et des liquides dans l'estomac. En aucun cas, pendant cette période, le malade ne devra se livrer à des occupations intellectuelles astreignantes ou à des discussions animées.

Le repas de onze heures devra être le repas fondamental, le plus copieux, les autres lui étant subordonnés par rapport à la quantité des aliments ingérés.

Vers quatre heures, le neurasthénique fera un goûter qui se composera de biscuits secs, légers, ou, de préférence, d'une tranche de pain de Savoie sec. Les gâteaux compacts, dits anglais, devront être rejetés. Il y ajoutera un pot de crème au lait et aux œufs (80 grammes), ou même quantité de fruits cuits en compote ou d'une purée passée de pruneaux cuits à l'eau s'il existe une habituelle constipation, le tout arrosé comme le matin d'une tasse de thé au lait.

Le repas de sept heures sera calqué sur celui de onze heures, mais moins copieux : un potage au lait ou un consommé aux œufs, une tranche de rôti, un fromage frais ou un fruit cuit. On se trouvera bien de prendre de temps en temps, un quart d'heure avant le dîner, en guise d'apéritif, une tasse à café de bouillon tiède bien dégraissé qui fournira des peptogènes aux glandes de l'estomac.

Vous le voyez, l'alimentation à prescrire aux neurasthéniques n'a, en résumé, rien de très spécial : elle consiste à fournir à leur estomac, en petites quantités assez souvent répétées, des aliments d'une facile assimilation, susceptibles de laisser peu de déchets qui pourraient fatiguer l'intestin.

Les aliments devront être mâchés lentement, de façon à arriver très divisés dans l'estomac, pour offrir une grande surface à l'action du suc gastrique chargé de les digérer et, plus tard, aux sucs intestinaux qui en permettent l'absorption.

Une alimentation bien conduite est de telle importance chez les neurasthéniques qu'elle est pour ainsi dire, par elle-même, curatrice de certaines manifestations. Beaucoup de ces malades se réveillent vers deux ou trois heures du matin ; ils ne peuvent se rendormir, tourmentés qu'ils sont par des tiraillements au creux de l'estomac, auxquels viennent s'ajouter parfois des flatulences et des borborygmes intestinaux. Il est rare que l'absorption d'une crème légère et d'un ou deux biscuits ne calme pas rapidement ces symptômes et ne ramène presque aussitôt le sommeil. Le neurasthénique, je le répète, a besoin de s'alimenter souvent et peu à la fois, même pendant la nuit.

Vous vous étonnerez peut-être de voir le lait entrer pour une aussi faible part (250 à 500 grammes par jour, thé au lait, crèmes ou potages) dans le régime dont je viens de vous exposer l'ordonnance. C'est que des quantités plus considérables sont généralement mal tolérées. A la dose quotidienne d'un à deux litres par exemple, le lait pur pris en boisson m'a presque toujours paru favoriser les fermentations intestinales et les sécrétions acides de l'estomac chez les neurasthéniques.

Quant au vin, son usage doit être des plus restreints, et j'estime, pour ma part, que le régime de l'eau claire, additionnée ou non de quelques cuillerées de vin blanc ou rouge, ou mieux d'eau-de-vie qui subit moins facilement la fermentation acétique, est encore celui qui convient le mieux à l'estomac de ces malades. »

Régime moral. — Le traitement moral du neurasthénique est de la plus haute importance, et doit attirer toute l'attention du médecin, qui devra être secondé dans sa tâche par l'entourage du malade. Le régime moral sera basé sur ce principe que tous les troubles, soucis, craintes, hésitations, fatigues, éreintement physique et moral dont souffre le neurasthénique sont d'origine psychique, essentiellement passagers et qu'il faut à tout prix le détourner des idées fixes qui l'obsèdent et augmentent sa dépression ; l'entourage du malade devra éviter d'aller à l'encontre du traitement par sa maladresse, sa sollicitude même, par trop de petits soins prodigués, par des questions successivement renouvelées sur sa santé, sur tel ou tel malaise, c'est le meilleur moyen d'éterniser les dispositions qu'il faut faire disparaître. Il est indispensable que le neurasthénique ne raisonne pas et s'en rapporte entièrement à son éducateur, à son directeur moral, le médecin, la rapidité de la guérison sera proportionnée à la confiance qu'il lui accordera. Par un raisonnement d'une logique très serrée, il faut faire pénétrer dans l'esprit du malade, un doute sur la gravité de ses sensations diverses ; la conviction fera assez vite des progrès. Le neurasthénique n'est guère suggestionnable et il ne saurait être guéri en cherchant à le convaincre de la non existence de ses malaises qui sont véritables mais auxquels il attache une importance exagérée. A cette période de début les efforts de la volonté sont préjudiciables au traitement et sont du reste impossibles ; inutile de dire au neurasthénique : Il faut vouloir, il vous répondra invariablement : Je ne puis [1]. On devra, sans tarder, éloigner le neurasthénique des travaux, du milieu provocateur qui ont causé sa dépression ; le milieu familial entretient souvent la dépression par la permanence des influences qui l'ont fait naître. Cet isolement ne doit pas être trop prolongé, l'inaction lui est bien vite à charge ; il sera suivi d'une période de distractions, un voyage si possible avec une personne sûre et de commerce agréable qui, tout en maintenant le malade éloigné des causes qui ont provoqué son état, seront un dérivatif à ses idées fixes, puis sans trop tarder il conviendra de l'entraîner progressivement au travail, de poursuivre méthodiquement la rééducation de sa volonté et de son énergie ; la régularité et la discipline seront à la base de cette rééducation ; par la régularité

1. Dr A. Riche, *loco citato*.

l'habitude à l'effort se fixe et devient aisée ; sans régularité l'effort risque d'être sans effet, le rendement est toujours défectueux ; au neurasthénique, plus qu'à tout autre, il faut une discipline dans la méthode de travail, ses heures d'occupation devront être sévèrement fixées, surtout s'il est son maître absolu ; il arrivera ainsi à une production normale sans le surmenage que produirait fatalement à dose égale un travail mal ordonné ; l'effort devra être gradué et ne jamais aller jusqu'à la fatigue ; l'effort cessera dès qu'une légère dépression envahira le malade ; un arrêt même très court effectué au moment opportun avec repos complet sur une chaise longue lui permettra de reprendre bien vite le cours normal de son occupation. Le neurasthénique, surpris de pouvoir faire cet effort, si minime soit-il, reprendra confiance en lui-même, se ressaisira, se prêtera de mieux en mieux à sa rééducation et recouvrera rapidement la régénération complète de ses facultés.

Comme nous le disons plus haut, au début, le neurasthénique, en général, n'est pas suggestionnable au sens propre du mot en ce qui concerne ses malaises, mais à cette période de convalescence il est accessible à une suggestion intelligente, appliquée à la rééducation de sa volonté et en retirera de grands avantages. Cette suggestion sera dirigée par le médecin, secondé par l'entourage du malade ; elle devra évidemment éviter au neurasthénique tout effort volontaire qui serait encore préjudiciable à sa volonté renaissante ; on ne lui dira pas : je veux que vous fassiez ceci ou cela, mais simplement : vous êtes, vous faites ceci, cela, on devra ne pas insister et éviter de le répéter trop souvent ; le neurasthénique pourra se suggestionner lui-même, c'est-à-dire faire de l'auto-suggestion ; il ne devra pas dire « je veux », ce qui implique un effort encore excessif pour lui, mais « je suis ceci, cela ; je fais ceci, cela » ; cette idée ainsi lancée fera son chemin à son insu et deviendra bientôt une réalité ; une idée acceptée par le cerveau est un acte à l'état naissant et cet embryon d'acte est proportionné ici à la faculté volontaire du neurasthénique[1].

Le neurasthénique rétabli ne devra pas oublier les causes de sa dépression, il évitera tout nouveau surmenage ; certes, il ne devra plus douter de lui et hésiter à produire l'effort quotidien, mais averti comme il l'est, il ne serait plus excusable de se dépenser à nouveau sans compter ; connaître sa mesure et ne jamais l'atteindre, telle sera sa règle absolue ; beaucoup se connaissent mal dans le domaine de la résistance, d'autres savent leur point faible, mais agissent comme s'ils l'ignoraient et, l'amour-propre aidant, sont entraînés à rivaliser avec des tempéraments mieux trempés qu'eux pour la lutte ; le neurasthénique devra résister à ce courant et en toutes circonstances proportionner son effort à son aptitude : dans le travail physique, l'excès se traduit par l'absence de délassement que doit procurer un sommeil réparateur ; au réveil on est courbaturé, les mouvements manquent de précision ; si l'excès est d'ordre intellectuel, le sommeil est absent et le souci du travail quotidien, de la tâche à accomplir, devient une véritable obsession.

CONCLUSION

La neurasthénie, inévitable à notre époque de vie intensive dans laquelle l'effort quotidien et l'ambition ne sont pas toujours proportionnés à la mesure de chacun, est aujourd'hui curable.

Le médecin, exactement renseigné sur les moindres détails de son étiologie, sur les différentes phases de son évolution, admirablement secondé par les progrès récents

1. Le cadre restreint de cette brochure ne nous permet pas de rentrer ici dans tous les détails que comporterait l'étude de la suggestion, le sujet est trop vaste, nous ne faisons que l'indiquer, les conseils du médecin habituel sont, du reste, indispensables pour l'utilisation de la méthode suggestive ; consulter le très intéressant ouvrage : *L'Education rationnelle de la Volonté*, par le Dr Paul-Emile Lévy.

de la thérapeutique, est mieux à même d'instituer un traitement basé sur des données scientifiques rigoureuses ; il peut aujourd'hui porter le fer rouge jusque dans le noyau de la cellule nerveuse atteinte, et en toute connaissance de cause, engager la lutte contre cette névrose avec la certitude de l'emporter de haute main.

Le neurasthénique lui-même facilitera désormais la tâche de son médecin. Mieux soigné d'abord, mieux instruit sur les causes de son affection, sur la portée de son état, sachant, par des exemples, qu'il sera toujours facile de lui mettre sous les yeux, que ses facultés, son activité sont simplement ralenties et non atteintes dans leurs éléments essentiels, sûr désormais d'éviter la déchéance qu'il redoute, deviendra philosophe, verra l'inanité de ses appréhensions, se fera une raison, se prêtera mieux à une direction éclairée dans son traitement et dans la rééducation de sa volonté, de son énergie, écourtera la durée de sa dépression. Par un régime sévère et au besoin par un traitement préventif dans lequel il ne devra jamais perdre de vue la tendance généralement arthritique de son organisme pour lequel les décharges uriques et la réduction des déchets de la nutrition sont indispensables[1], par une vie régulière dans laquelle l'effort sera toujours mesuré à ses capacités, il évitera des rechutes qui dans ces conditions ne sauraient qu'être bénignes.

Si la neurasthénie est inévitable, elle ne peut aujourd'hui qu'être de courte durée, on ne verra plus désormais de malheureux neurasthéniques traîner l'existence précaire qui leur était jadis réservée.

Édité par le **Laboratoire Bourguignon**, 25, rue du Havre, Sainte-Adresse-Havre.

Cette brochure est expédiée franco à toute personne qui joint à la demande 0 fr. 60 en timbres-poste.

1. Consulter à ce sujet la notice sur l'Uralose qui est expédiée franco sur demande.

Quelques produits spéciaux du laboratoire J. Bourguignon.

Ancien interne médaillé des Hôpitaux de Paris.
Ex-Chimiste et Expert-Inspecteur au Laboratoire municipal de Paris

*Origine du traitement antineurasthénique par l'***Arsyneurone**[1] *et du traitement antiarthritique par l'***Uralose**. — Un long séjour comme interne dans les services hospitaliers de la Salpêtrière, avait attiré notre attention sur la nécessité d'un traitement médicamenteux, logique, rationnel, d'un spécifique pour ainsi dire, des névroses et de la neurasthénie en particulier ; dans ce milieu unique où le haut enseignement des professeurs Charcot et Gilles de la Tourette sur les affections nerveuses brillait d'un vif éclat, à la clarté, la précision duquel de nombreux médecins étrangers venaient journellement apporter le témoignage de leur admiration[2], nous avons puisé aux meilleures sources les premiers éléments de nos recherches et avons pu les aiguiller de suite dans la vraie voie qui consiste à apporter au noyau même de la cellule nerveuse les matériaux de son renouvellement ; notre tâche a été singulièrement facilitée par la découverte qu'on venait de faire des composés organiques arséniophosphorés qui ne sont autres que l'élément même de la cellule nerveuse ; la poursuite de nos recherches exécutées sous la direction de médecins distingués, au concours desquels nous nous faisons un devoir de rendre ici hommage, nous a permis d'établir avec certitude l'action de ces composés sur les éléments nerveux

1. Les dénominations *Arsyneurone* et *Uralose* sont notre propriété exclusive et ont été déposées, conformément à la loi, au Tribunal de Commerce les 10 mars 1902 et 24 mars 1908.

2. Si Béard fut le promoteur de la neurasthénie, c'est à l'école de la Salpêtrière que revient le mérite de la mise au point de l'étude de cet état nerveux.

et de réaliser, par l'Arsyneurone, la mise au point du traitement antineurasthénique. Convaincu de l'importance de la diathèse urique comme complication fréquente de la neurasthénie, nous avons complété nos travaux par l'établissement au moyen de l'Uralose d'un traitement logique de l'arthritisme basé sur les données nouvelles de cette affection d'après la théorie magistrale du professeur Bouchard sur le ralentissement de la nutrition; leur résultat contrôlé par des maîtres autorisés a été sanctionné par le bienveillant accueil que le corps médical a bien voulu leur accorder et dans lequel nous avons trouvé un précieux encouragement.

MÉDICATION ANTINEURASTHÉNIQUE

ARSÉNIO-STRYCHNO-PHOSPHATÉE

Faiblesse générale, surmenage, dépression, neurasthénie.

ARSYNEURONE

L'*Arsyneurone* est le plus actif, le mieux toléré des médicaments toniques dans l'état actuel de la science. Il réalise la mise en pratique des communications des professeurs Armand Gautier et Albert Robin sur le méthylarsinate disodique et les glycérophosphates à l'Académie des sciences (10 fév. 1902) et à l'Académie de médecine (24 avril 1894, 11 et 25 fév. 1902).

L'*Arsyneurone* laisse loin derrière lui tous les toniques employés jusqu'à ce jour dont l'action superficielle est essentiellement passagère. Tonique musculaire, régénérateur organique incomparable, reconstituant du système nerveux et des fonctions intellectuelles, l'*Arsyneurone* s'adresse à la cellule vitale elle-même, à laquelle il fournit, sous une forme nouvelle (forme organique) entièrement assimilable, l'élément essentiel de son renouvellement. Son action tonique est profonde, durable ; il excite la nutrition générale, augmente l'assimilation, rajeunit les tissus, développe une grande force de résistance physique qui permet de dépenser, sans fatigue, une grande activité.

Indications. — Anémie, chlorose, manque d'appétit, diabète, albuminurie, fatigue générale musculaire ou nerveuse, dépression, neurasthénie, affaiblissement des facultés intellectuelles causé par les veilles, le surmenage, les maladies (fièvres), les excès, et toutes les fois qu'il s'agira de relever la vitalité de l'organisme.

L'*Arsyneurone* existe sous deux formes : Arsyneurone granulé, Arsyneurone pilules.

Dose habituelle. — 2 à 4 pilules ou 2 à 4 cuillerées à café par jour avant les repas. Suivre le traitement pendant 8 jours, le suspendre pendant 8 jours, puis le reprendre.

Croquer le Granulé ou le déposer sur la langue et le faire glisser avec un peu d'eau.

Prix : 4 fr. 50, franco 5 fr.
Les 3 flacons : 13 fr. 50 franco.

Nous préparons également des ampoules d'arsyneurone, pour injections hypodermiques qui doivent être employées exclusivement par le médecin.

Prix de la boîte d'ampoules : 4 fr. 50, franco 5 fr.

Les trois boîtes : 13 fr. 50 franco.

Notice spéciale franco sur demande.

MÉDICATION ANTIURIQUE

URALOSE

Arthritisme, Rhumatisme, Diathèse urique, Antisepsie urinaire, Goutte, Gravelle, Calculs, Lithiase rhénale et biliaire, Foie, Rein, Vessie, Prostate.

Qu'est-ce que l'Uralose ? — Un antiurique complet, un anticalculeux, un antiseptique urinaire, un diurétique, dans lequel sont condensés tous les éléments dont la chimie et la thérapeutique nous ont dotés depuis ces vingt dernières années pour combattre la diathèse urique, la phosphaturie, les affections des voies urinaires.

Sa formule. — *L'Uralose* est composée de Lysidine (methylglyoxalidine), Quinate de lithine citro-benzoïque (nouveau Sidonal) et Héxaméthylène-Tétramine (syn. : Urotropine).

L'Uralose dissout et chasse : acide urique, urate, gravelle, calculs, tophus, draine les produits de désassimilation et les matériaux incomplètement oxydés qui encombrent l'organisme (déchets de la nutrition, suites d'une alimentation trop copieuse), combat le ralentissement de la nutrition, décongestionne le foie, rend le rein plus perméable, assainit la vessie et empêche la déminéralisation phosphatée ; et cela, sans aucun inconvénient, aucune désintégration de l'organisme, car elle ne s'attaque qu'aux matériaux inutilisés qui stagnent dans celui-ci. Elle est donc un puissant modificateur organique dont l'emploi raisonné, non seulement transforme un état constitutionnel acquis, mais permet de prévenir les intoxications en éliminant, au fur et à mesure de leur formation, les déchets non comburés et d'éviter l'encombrement qui amène fatalement la crise aiguë.

L'*Uralose*, antiurique incomparable, est prescrite par les médecins contre :

Diathèse urique, gravelle, goutte, arthrite, rhumatisme musculaire ou chronique, lithiase rénale, affections du foie, uricémie, diabète simple et arthritique, artério-sclérose, coliques néphrétiques et hépatiques.

Par son action antiseptique sur les voies urinaires, elle est indispensable dans les maladies inflammatoires des reins et de la vessie, pyélite, néphrite, gonorrhée, catarrhe vésical, cystite, prostatite, urétrite, bactériurie, blennorrhagie, rétrécissements, rétention, incontinence, phosphaturie, fermentation ammoniacale, hémoglobinurie.

L'*Uralose* existe sous deux formes ; sans désignation spéciale, nous délivrons toujours les comprimés qui sont moins encombrants.

Dose : Comprimés : 3 à 6 par jour.

Granulé : 3 à 6 cuillerées à café par jour suivant l'avis du médecin.

Prix : 4 fr. 50 (franco 5 fr.) ; les 3 flacons : 13 fr. 50 franco.

Notice spéciale franco sur demande.

MÉDICATION ANTIDYSPEPTIQUE SATURANTE

COMPRIMÉS BOURGUIGNON

DIGESTIFS-ABSORBANTS

RÉGULATEURS DE L'HYPERACIDITÉ DU SUC GASTRIQUE

L'hypera[illegible] est la [illegible] habitu[illegible] des mal[illegible] de l'e[illegible]mac.

Les opinions médicales sont encore fort partagées sur les causes primordiales des diverses manifestations douloureuses du travail digestif ; ces manifestations se traduisent habituellement par des aigreurs, des nausées, éructations, renvois, pyrosis, pituite, brûlures à l'épigastre, déchirement, pesanteur dans la région de l'œsophage, flatulence, ballonnement, dilatation, contractions de l'estomac et du pylore (crampes d'estomac), digestions d'une longueur désespérante, bouffées de chaleur, vertiges, névralgies, lourdeur de tête qui se répercutent au réveil avec une bouche pâteuse ; elles sont habituellement classées sous la vague dénomination de dyspepsie. Leurs conséquences directes sont l'embarras gastrique, l'hypocondrie, la gastrite aiguë d'abord, chronique ensuite ; elles sont un des facteurs importants de la gastralgie. Mais un point sur lequel tout le corps médical est d'accord depuis longtemps, c'est que, dans la très grande majorité des cas[1], ces phénomènes ont pour cause directe une acidité exagérée du suc gastrique, à laquelle la muqueuse de l'estomac et le pylore sont très sensibles et qu'il suffit de saturer cet excès d'acidité pour faire cesser ces phénomènes douloureux (crampes d'estomac) et les spasmes du pylore. On sait que le pylore, sous l'influence d'un suc gastrique hyperacide, se contracte et s'oppose au passage du bol alimentaire. L'origine de cette hyperacidité est le plus souvent dans une sécrétion exagérée d'acide chlorhydrique auquel viennent s'ajouter des acides lactiques et autres produits par des fermentations secondaires anormales.

anger d'un excès de saturation.

Le problème de la neutralisation du suc gastrique, facile à résoudre en apparence, présente dans la pratique quelques difficultés. Si un excès d'acide est nuisible, sa présence est indispensable à toute bonne digestion ; et tout excès dans la neutralisation nous conduit à un cercle vicieux avec des digestions lentes et fermentations secondaires anormales. Il faut donc saturer les seuls *acides libres* de l'estomac tout en laissant au suc gastrique une acidité normale ; les bases *fortes* telles que le bicarbonate de soude et les eaux minérales alcalines, pourtant si employées, sont peu propres à cet usage, en ce sens que presque toujours elles dépassent le but, et diminuent en outre l'acidité du plasma sanguin.

antage des Comprimés Bourguignon. ur action.

Les comprimés Bourguignon n° 1 et n° 2, composés les premiers d'une base alcaline gazeuse ; les seconds d'un mélange de bases alcalino-terreuses saturent les

succès de la Pepsine.

1. Les préparations à base de pepsine, maltine, pancréatine, et autres ferments, évidemment utiles dans quelques cas spéciaux, sont le plus souvent nuisibles, et de plus en plus délaissées par le corps médical, mieux éclairé sur le phénomène de la digestion. Absolument incapables d'atténuer une hyperchlorhydrie (acidité exagérée) ces médicaments trompeurs ne s'adressent pas à la cause du mal, ils facilitent momentanément le travail de l'estomac, qui devient paresseux, ils permettent à l'hyperacidité de se développer et rendent la guérison plus difficile en retardant le seul traitement approprié.

seuls *acides libres en excès* et ont pour but de résoudre ce double problème : neutraliser l'excès d'acidité du suc gastrique, et respecter son acidité normale. Le volume réduit de nos comprimés permet de les avoir toujours sur soi, de combattre l'hyperacidité stomacale, au fur et à mesure de sa formation et d'en rendre le développement impossible.

Mode d'emploi

Les comprimés n° 1 se prennent au moment des aigreurs, les comprimés n° 2 plus digestifs et légèrement laxatifs se prennent avant les repas ; sans indications spéciales nous délivrons toujours les comprimés n° 2.

Prix du flacon de comprimés n° 1 ou n° 2 : 2 fr. 50, franco contre mandat-poste : 2 fr. 75.

HYGIÈNE DE LA TÊTE
PELLICULES, CHUTE DES CHEVEUX

PELLICURINE

Lotion contre la chute des cheveux.

La *Pellicurine* n'est pas une panacée ; ses prétentions sont plus modestes, mais ce qu'elle promet, *elle le tient dans tous les cas sans aucune exception.*

Basée sur les données scientifiques les plus rigoureuses, la *Pellicurine* arrête la chute des cheveux et détruit les pellicules, et à plus forte raison tous les microbes du cuir chevelu qu'elle aseptise et rend réfractaire à l'infection microbienne.

Nul n'ignore aujourd'hui que les pellicules sont la cause la plus habituelle de la chute des cheveux. Une expérience de vingt années nous permet d'affirmer que *jamais* les pellicules ne résistent à quelques lotions faites avec la *Pellicurine*. Antiseptique et hygiénique au plus haut degré, son emploi habituel entretient la tête dans un grand état de propreté, fortifie le bulbe, supprime la séborrhée, augmente la croissance, prévient la calvitie et les différentes affections du cuir chevelu. Sans graisser les cheveux, elle leur rend leur souplesse naturelle. Les personnes sujettes aux migraines peuvent en faire usage sans inconvénient. Enfin, mérite appréciable, contrairement à la plupart des produits employés pour cet usage, son prix modique la met à la portée de tous

Avis important. — La Pellicurine prévient et arrête la chute, fortifie, conserve et revivifie les *cheveux qui existent*, mais elle ne saurait produire une repousse de ceux-ci lorsqu'il n'en reste qu'un bulbe atrophié ; dans l'état actuel de la science, nous considérons la régénération du bulbe par des moyens locaux comme très incertaine. Cette atrophie, évidemment évitable, est, une fois acquise, sous la dépendance d'un état constitutionnel dans la modification duquel on doit chercher le remède. (Voir plus haut l'action de l'Uralose et de l'Arsyneurone dans la diathèse urique et les suites de surmenage).

Mode d'emploi. — La *Pellicurine* s'emploie pure en lotion abondante, tous les jours d'abord, puis une ou deux fois par semaine, de préférence le soir en se couchant. Après chaque lotion, laisser la tête sécher seule sans l'essuyer avec un linge. Les dames auront soin d'isoler les cheveux avec un peigne et de lotionner, directement et abondamment, le cuir chevelu au moyen d'une petite éponge.

Prix : le litre, 5 francs ; le 1/2 litre, 2 fr. 75.

Nous expédions :

1/2 litre	franco contre	mandat-poste de	4 fr. 25
2 1/2 litres	—	—	7 fr. 25
1 litre	—	—	6 fr. 50
2 litres	—	—	12 fr.

Ajouter 0 fr. 60 si l'expédition doit être faite contre remboursement.

Demander la notice complète sur les produits spéciaux du Laboratoire Bourguignon qui est expédiée franco.

Nos produits se trouvent dans toutes les pharmacies.

On peut aussi se les procurer en s'adressant au dépôt général :

J. Bourguignon, 25, rue du Havre, Sainte-Adresse-Havre (anciennement, 112, rue de Paris), qui les expédie par retour du courrier. Toute demande doit être accompagnée d'un mandat-poste du montant de la valeur du produit, port en plus.

Dépositaire pour MM. les Pharmaciens :

Michelat et **Souillard**, 2 et 4, rue du Marché-des-Blancs-Manteaux, **PARIS**.

MACON, PROTAT FRÈRES, IMPRIMEURS.

www.ingramcontent.com/pod-product-compliance
Ingram Content Group UK Ltd.
Pitfield, Milton Keynes, MK11 3LW, UK
UKHW022156190726
13855UKWH00004B/1506